AF297910

SUR LA

TAILLE PÉRINÉALE

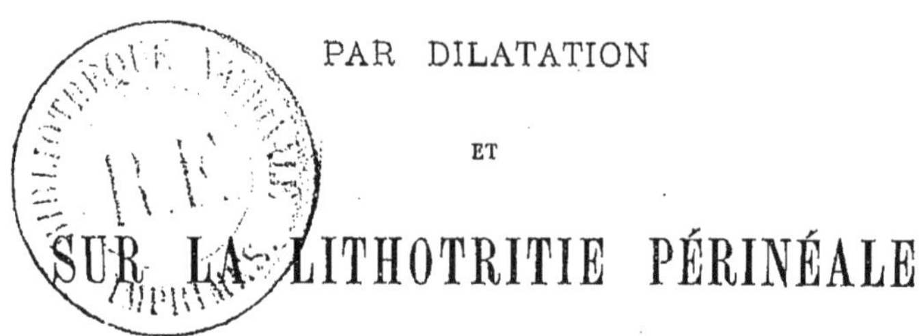

PAR DILATATION

ET

SUR LA LITHOTRITIE PÉRINÉALE

Par le Dr L.-Aug. MERCIER

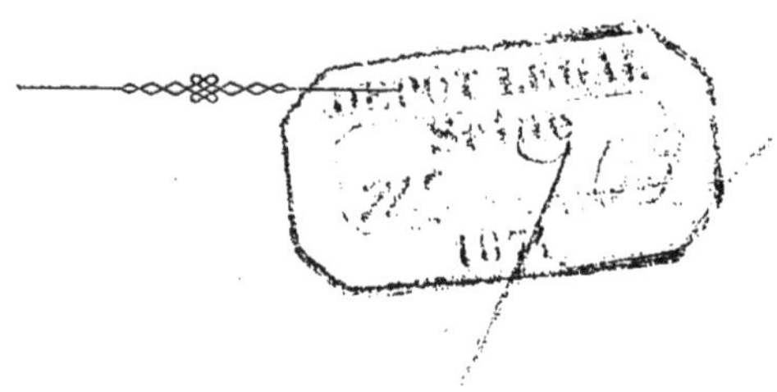

PARIS

ADRIEN DELAHAYE, LIBRAIRE-ÉDITEUR

PLACE DE L'ÉCOLE-DE-MÉDECINE

—

1874

QUELQUES MOTS

SUR LA TAILLE PÉRINÉALE

PAR DILATATION

ET

SUR LA LITHOTRITIE PÉRINÉALE

La taille périnéale par dilatation n'est certes pas nouvelle, malgré l'aplomb avec lequel on le répète journellement; elle est même la première qui ait été pratiquée en France, et il y a de cela près de 350 ans. C'est elle qui, sous le nom de *grand appareil,* s'est perpétuée comme un secret pendant plus de 150 ans dans la famille des Collot. Seulement elle était imparfaite, et, par cela même, complétement répudiée quand je cherchai à la remettre en honneur, en même temps que je la perfectionnais.

A mon entrée dans la carrière, deux opérations se partageaient presque exclusivement les chirurgiens : la taille latéralisée et la taille bilatérale. On s'accordait, quand il y avait nécessité d'ouvrir à la pierre une voie par l'instrument tranchant, à le faire par le périnée; mais je ne tardai pas à être frappé des mauvais résultats de cette manière d'agir, et je crus en trouver la cause, au moins la principale. Voici ce que j'écrivais en 1840 : « L'amplitude des plexus veineux prostatiques contribue beaucoup aux dangers qui accompagnent la taille périnéale chez les vieillards ; car, si l'on vient à diviser ces veines, le sang passe avec la plus grande facilité dans leur intérieur à travers les corps caverneux, d'où résultent des hémorrhagies qu'il est difficile et quelquefois même impossible d'arrêter, et qu'on a regardées, dans bien des cas, comme provenant de lésions artérielles. En outre, l'urine, facilement absorbée par leurs bouches béantes, ne tarde pas à produire une infection générale du sang, des phlébites, et une mort rapide. » (*Rech. sur les mal. des org. urin. et génit.*, p. 165.) « C'est ce réseau, ajoutais-je en 1856, qui, très-faible chez l'enfant, très-développé chez l'adulte, énorme chez le vieillard, est certainement pour beaucoup dans les résultats très-différents que donne la taille périnéale aux différents âges. » (*Rech.*, p. 589.)

D'un autre côté, à la page 235 du premier volume, et même, en 1836, à la page 16 des *Bulletins de la Société anatomique*, j'ai insisté beaucoup sur la dilatation considérable que l'hypertrophie de la prostate imprime à la portion du canal qui la traverse. En 1856, je reviens à plusieurs reprises sur cette dilatation, et surtout sur celle qu'il est possible d'atteindre à l'aide d'un dilatateur spécial : « Le col est si élastique, disais-je, que j'ai été étonné moi-même du degré auquel je parvenais sans déchirure et pour ainsi dire sans douleur. » (*Rech.*, p. 175 et 588.)

Imbu de pareilles idées par de longues études, pouvais-je ne pas chercher à les mettre à profit? C'est ce que je fis en effet dès les premières lignes que j'écrivis sur la taille. Après quelques mots sur la méthode dite de Celse, j'ajoutais : « Malgré ses inconvénients, elle fut la seule mise en usage jusqu'en 1525, époque ou Giovanni de Romanis imagina un procédé que Mariano Santo fit connaître, et qu'on désigna sous le nom de *grand appareil*, à cause des nombreux instruments qu'il nécessitait, le nom de *petit appareil* étant réservé à la méthode précédente. G. de Romanis introduisait d'abord dans l'urèthre un cathéter cannelé, faisait au périnée une incision qui pénétrait jusqu'à lui, et poussait dans la vessie, sur sa cannelure, un conducteur qui, lui-même, après l'extraction du cathéter, servait de guide à un second; puis il glissait entre eux une sorte de pince qui servait à dilater la portion membraneuse, la prostate et le col vésical, assez pour permettre l'introduction de tenettes, au moyen desquelles on retirait le calcul. On a fortement blâmé ce procédé, on l'a accusé d'amener des déchirements, des abcès, des incontinences d'urine, des infiltrations urineuses, et la gangrène du scrotum; enfin des hémorrhagies provenant de la lésion du bulbe de l'urèthre et de son artère; mais l'invention du cathéter cannelé et la sécurité qui en résulte furent un progrès immense. Sans l'invention de la lithotritie, *je suis convaincu qu'on serait revenu à cette méthode*, UN PEU MODIFIÉE, pour les pierres peu volumineuses; car, à moins d'être faite outre mesure, la dilatation a moins de danger que la division des plexus veineux prostatiques à laquelle expose l'instrument tranchant. » (*Rech. de 1856*, p. 584.)

Quatre pages plus loin, à propos de la taille latéralisée, je reviens sur le même sujet : « Quant à l'incision du col de la vessie, les opinions sont partagées : les uns la veulent telle que le calcul sorte sans difficulté; d'autres, et particulièrement Lecat, la font très-étroite et comptent principalement sur la dilatation. Je me rangerais plus volontiers à cette dernière opinion....., » et j'en donne toujours pour raison la dilatabilité du col de la vessie et le réseau veineux qu'il importe tant de ne pas ouvrir.

On voit que, pendant que tous mes prédécesseurs et contemporains, Boyer, Dupuytren, Roux, Civiale, Velpeau, recommandaient d'inciser, « autant que possible... et de façon que le cercle de la base de la prostate soit seul respecté » (*Méd. op.* de Velpeau, 2ᵉ édit., t. IV, p. 536), moi je conseillais de toutes mes forces de revenir au grand appareil, qui, selon Vaccà Berlinghieri, « ne réunit que peu d'avantages et dont les inconvénients sont graves » (*Mém. sur l'ext. de la pierre*, p. 20; 1823), et qui, aux yeux de Velpeau, est « une des plus mauvaises méthodes qu'on ait inventées (*loc. cit.*, p. 502). Sans doute, en respectant le cercle supérieur de la prostate, on permet à la cicatrisation de se faire plus régulièrement, mais les veines qui la côtoient au-dessous se trouvent largement ouvertes, c'est-à-dire toutes celles de l'excavation pelvienne, puisque tous les plexus de cette région communiquent largement entre eux.

Je convenais toutefois que le grand appareil avait besoin d'une *légère modification*. Or, pour moi qui avais souvent aidé Roux à pratiquer la taille latéralisée et qui l'avais pratiquée moi-même, cette modification était toute trouvée : il suffisait, au lieu d'inciser, comme les premiers opérateurs, le périnée depuis le scrotum jusque près de l'anus, et d'ouvrir le bulbe pour gagner la région membraneuse; il suffisait, dis-je, de pénétrer directement dans celle-ci par une incision oblique, comme on le fait dans la taille latéralisée, idée que d'ailleurs Deschamps avait déjà exprimée (*De la taille*, t. II, p. 66; 1796). On évitait ainsi les infiltations et résorptions urineuses, la gangrène du scrotum, les hémorrhagies et les phlébites, qui sont toujours à craindre quand on divise un tissu aussi vasculaire que le bulbe, et même, quoiqu'on n'y ait fait peu d'attention, le rétrécissement que le canal devait souvent éprouver par suite de l'inflammation et de la rétraction consécutive de ses aréoles sanguines (V. mes *Rech. sur les rétr.*, p. 31; 1845). Quant aux incontinences d'urine et aux délabrements qu'on a signalés, ils devaient certainement être l'effet de ce qu'on appliquait sans choix cette méthode à tous les âges et à toutes les pierres. Aussi je conserve la taille par incision chez les enfants dont la région prostatique est fort étroite, ce qui rendrait la dilatation difficile et dangereuse, et dont les plexus du bassin sont encore rudimentaires, ce qui ôte à leur ouverture ses plus grands dangers. D'autre part, je dis nettement que la taille par dilatation ne convient, chez les adultes et même chez les vieillards, que dans les cas de petites pierres, et que je lui préfère la taille hypogastrique quand elles sont grosses.

Bien plus, je prévois le cas où l'on éprouverait quelque mécompte, et j'ajoute, à la page 595 de mes *Recherches* de 1856 : « Parfois la lithotritie et la taille elle-même, surtout la périnéale, sont insuffisantes, et IL FAUT les réunir ; c'est lorsqu'il s'agit de pierres tellement grosses qu'il y aurait danger de faire une incision assez étendue pour leur donner passage. D'après Celse, cette pratique remonte à Ammon d'Alexandrie qui, pour cela, fut surnommé λιθοτομος..... Depuis, cette méthode subit des vicissitudes nombreuses. Mariano la blâma, Franco l'admit comme pis-aller, et, de même que le firent A. Paré, frère Côme et Lecat, il imagina des tenailles dans ce but ; Couillard, Tolet l'approuvèrent ; Ledran la condamna et néanmoins la fit ; Deschamps la proscrivit ; enfin Earle la vanta en 1820, Dupuytren en 1831, et dernièrement M. Pétrequin, dans la *Gazette médicale* de 1852, *voulut presque la généraliser.* » Ce chirurgien conseille pour cela, à l'exemple de Dupuytren, un brise-pierre à percussion ; moi je défends les fortes tenettes à cause de l'ébranlement que la percussion produit infailliblement sur la vessie, dont le liquide s'est évacué dans le premier temps de l'opération (p. 597), et si je combats la généralisation de M. Pétrequin c'est parce que, je l'ai déjà dit, quand la pierre est trop forte, je préfère la taille hypogastrique, dont M. Pétrequin ne dit pas un mot.

On voit que mes idées, nées peu à peu dans le silence, formaient un tout assez complet en 1856. Rien d'étonnant, par conséquent, que bientôt elles prirent leur essor absolument comme Minerve s'élança tout armée du cerveau de Jupiter.

Le 6 septembre 1858, Heurteloup, à qui, page 6 d'un *Mémoire sur la lithotritie*, que j'avais lu quelques semaines auparavant à la Société médicale du Panthéon, j'avais rappelé la grande dilatabilité de la partie profonde de l'urèthre, Heurteloup, dis-je, présenta à l'Académie des sciences une note intitulée : *De la taille sous-pubienne membraneuse ou du moyen d'extraire la pierre de la vessie sans intéresser cet organe.* Je réclamai ; mais il fit la sourde oreille et proclama sa prétendue découverte dans la presse extra-médicale, dans le *Cosmos* du 1ᵉʳ octobre, dans le *Journal des Débats* du 9, etc. Je laisse à deviner ce que devint ma modeste réclamation au milieu de ce fracas.

En 1864, c'est-à-dire six ans après Heurteloup, M. Dolbeau publia la même idée dans un livre intitulé : *Traité de la pierre,* en gardant le plus scrupuleux silence sur le grand appareil, sur Heurteloup et sur moi ; il donna même comme sienne la combinaison de cette méthode avec le broiement de la pierre, sans dire un mot d'aucun de ses prédécesseurs. Dans ce livre, contre lequel Civiale, qui y était pourtant passablement adulé, s'éleva pour ainsi dire du fond de la tombe pour accuser son ancien protégé d'avoir *multiplié ses emprunts,* d'avoir voulu *se poser tout à coup en maître sans avoir toutefois oublié ses écrits, ses conférences cliniques, leurs entretiens particuliers et même ses travaux inédits, dont il avait reçu communication* (Ouv. posth., p. 71); dans ce livre, dis-je, non content de s'être approprié tout ce que je viens de signaler et beaucoup d'autres choses encore (1), il ne me laissa pas même ce qu'il n'osait prendre. Il prétendit, par exemple, p. 64, que la sonde exploratrice à courbure courte et brusque, que personne ne me conteste aujourd'hui, a été figurée par Tolet. Je crus d'abord que ce que M. Dolbeau avait pris pour telle était une sonde destinée par Tolet à vider la vessie des femmes; mais je me suis aperçu plus tard qu'il s'agissait de sondes représentées p. 94 de la 1ʳᵉ édition et p. 122 de la 5ᵉ. Or, avec un peu d'équité, il est facile de voir que ces figures, *que Tolet ne décrit nulle part*, ont, depuis les anneaux jusqu'à la courbure, 18 millimètres, et qu'il y en aurait 3 entre deux parallèles dont l'une serait formée par la tige et l'autre par une tangente au bec, c'est-à-dire que le bec a le sixième de la tige; que, par conséquent, en admettant que la tige eût 25 centimètres seulement de longueur, le bec en avait 4, ce qui serait le double de la longueur convenable.

A l'apparition de ce livre, quelques analystes signalèrent le silence trop absolu de l'auteur à l'égard de ses devanciers; mais celui-ci ne parut pas comprendre, et marcha de plus en plus résolûment dans cette voie. En 1872, certains faits, bien ou mal interprétés, soulevèrent contre lui l'indignation des élèves; aussitôt on vit une foule de journaux étrangers à la médecine, notamment le *Moniteur*, le *Monde illustré*, non-seulement prendre sa défense, mais donner son portrait, chanter ses louanges, et toujours c'était la taille par dilatation qui en était le thème favori; partout on admirait le chirurgien qui avait *créé* une opération permettant de pénétrer dans la vessie *sans rien couper*. Heurteloup, du moins, ne disait pas qu'il pénétrait dans la vessie *sans rien couper*, mais *sans intéresser cet organe*; il se contentait de sous-entendre la section du périnée et de l'urèthre.

Le 22 novembre 1873, dans une communication qu'il fit à la Société de médecine de Paris, M. Dolbeau persista encore dans son silence à mon égard, et quand j'eus lu devant la Société les divers extraits de mes travaux exposés plus haut (V. *Gaz. des hôp.* de 1873, p. 477), il ne trouva d'autre réponse à me faire que de s'en aller; mais, dans le *Bulletin de*

(1) Je signalerai en particulier l'efficacité des injections de nitrate d'argent dans les cystites chroniques, à cause de l'utilité que j'en retire pour rendre faciles des lithotrities auparavant impossibles. C'est vraiment chose étonnante que la puissance d'assimilation de M. Dolbeau. Pour s'en faire une idée, il suffit de comparer ce qu'il dit du *spasme et de la contracture de l'urèthre* (*Cliniq. chir.*, 1867), avec ce que j'ai écrit sur le même sujet dans mes *Rech. sur les valv. du col de la vessie* (1844); dans le premier chapitre de mes *Recherches sur les rétréciss.* (1845); dans le *Journ. des Conn. méd.-chir.*, oct. et déc. 1848, etc., etc.

thérapeutique du 30 avril 1874, il n'en persista pas moins à dire que la lithotritie périnéale est une opération dont *il a essayé de doter la pratique!* Il le fera croire, du moins pendant quelque temps; car qui pourrait douter d'une affirmation produite avec tant d'assurance et de bruit (1)?

En voilà assez, je crois, pour démontrer à tout homme de bonne foi que la taille par dilatation et même la lithotritie périnéale sont des méthodes anciennes, et que si la seconde avait toujours conservé des partisans, quelques-uns même trop ardents, je suis le premier des auteurs modernes qui ai tenté de révivifier l'autre.

Voyons maintenant quels perfectionnements j'ai apportés dans sa pratique.

D'abord elle n'est pas exempte de douleur, tant s'en faut. Dans le premier temps, on coupe, quoi qu'on en ait dit, et ce sont précisément, de toutes les parties qu'on divise dans les autres méthodes périnéales, les plus sensibles que l'on coupe, c'est-à-dire la peau et les nombreux nerfs qui s'épanouissent au-dessous; si l'on supprime la souffrance, ce n'est que par les anesthésiques, ce qui n'a maintenant rien de merveilleux.

On commence donc par soumettre le malade au chloroforme; mais il faut le faire avec une excessive prudence; car ceux que nous devons aujourd'hui réserver à la taille sont la plupart très-affaiblis et en proie à des cystites, à des néphrites chroniques et aux altérations du sang qui en sont la conséquence. Dans les derniers mois de 1873, j'opérais avec le docteur Vaullet, chez les frères Saint-Jean-de-Dieu, un malade dont le périnée était criblé de fistules, et qui était épuisé par une longue et abondante suppuration. Dès les premières inspirations (on avait à peine dépensé 3 ou 4 grammes de chloroforme), il tomba en syncope. Tout fut vainement employé pendant un temps qui nous sembla bien long : tête très-basse,

---

(1) Peut-être a-t-il en effet raison de dire qu'il a doté la science; car quelle idée, si bonne soit-elle, peut aujourd'hui se flatter de faire son chemin sans l'aide de la réclame? Tant que celles que je viens d'exposer restèrent enfouies dans mon livre, personne ne les remarqua; mais elles devaient en sortir parce qu'elles contenaient un germe très-productif; et, du moment que de premières annonces sont venues apprendre, par les journaux politiques et autres, aux malheureux patients qu'ils pouvaient être débarrassés de leurs souffrances d'une manière en quelque sorte magique, d'autres annonces devaient leur succéder, et de plus en plus retentissantes. On a déjà pu en juger par les spécimens précédents; mais qu'on lise le *Figaro* du 19 novembre 1873 : c'est à croire qu'on rêve. Le soi-disant auteur du procédé dont il s'agit et un imitateur y sont portés aux nues; on gourmande l'administration de n'avoir pas des récompenses exceptionnelles pour les génies exceptionnels, de ne pas leur donner la grand'-croix de la Légion d'honneur sans les faire passer par les grades inférieurs, et même il y est, à la fin, question... mes yeux me tromperaient-ils?... Eh bien, non, il y est question de STATUES!

Je me hâte de dire que le premier des chirurgiens dont il s'agit a répudié la paternité de cet article; mais pourquoi avoir donné l'exemple? J'ajouterai même que je crois le second incapable de l'avoir écrit. Je sais, par expérience, que quelques clients croient faire œuvre pie en annonçant *urbi et orbi* le merveilleux talent de celui qui les a guéris; mais, ce que je sais aussi, c'est qu'ils ne le font jamais sans consulter celui-ci, et qu'il est toujours facile de mettre un frein à leur trop expansive reconnaissance.

frictions énergiques, respiration artificielle, traction de la langue en avant, et nous désespérions de la vie du malheureux, quand M. Vaullet eut l'idée de courir à la cuisine prendre une casserole pleine d'eau bouillante, y trempa de larges compresses pliées en quatre, et en couvrit rapidement une grande partie du corps. Le succès fut si instantané, si merveilleux, que nous pûmes faire l'opération, mais sans chloroforme.

Qu'on juge maintenant s'il est prudent, chez un malade ainsi débilité, de prolonger assez l'anesthésie pour pratiquer à la fois plusieurs longues opérations : la taille par dilatation, le morcellement complet de la pierre dans une vessie vide, et l'extraction de tous les débris, gros et petits. C'est là sans doute une des raisons qui font que beaucoup de malades (M. Dolbeau, dans sa *Lithotritie périnéale*, p. 129, convient d'un tiers) conservent, après cette opération compliquée, des débris dans leur vessie. (V. à ce sujet mon ouvrage intitulé : *Traitement préservatif et curatif des sédiments, de la gravelle et de la pierre urin.*, p. 507.)

Dans tout procédé de taille périnéale, le premier temps est souvent très-embarrassant. Quand on a mis en place le cathéter cannelé ordinaire (fig. 1ʳᵉ) et qu'on a divisé les parties superficielles, il est difficile, surtout

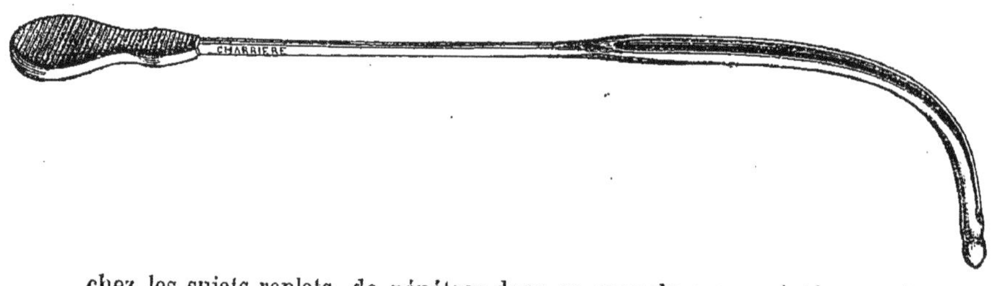

chez les sujets replets, de pénétrer dans sa cannelure sans intéresser le bulbe; bien mieux, « on peut manquer la rainure, dit Civiale, qui n'a certainement pas écrit pour les besoins de ma cause; les plus habiles opérateurs, même dans les tailles ordinaires, s'y trompent et font l'incision à côté. » (Ouv. posth., p. 417.) Or, ce temps, je l'ai rendu si facile qu'il est devenu certainement aujourd'hui le plus simple de l'opération, et cela au moyen du cathéter à dard que j'ai présenté, le 20 fév. 1866, à l'Académie de médecine (fig. 2). Que l'on ne s'effraye pas de sa forme : il est aussi facile à introduire, quand le dard est retiré dans la tige, que le cathéter ordinaire, et l'on a ce premier avantage que, quand son bec est engagé dans la portion ascendante de l'urèthre, et que, par conséquent, son talon D est arrivé dans le bulbe, il le met en relief, quel que soit l'embonpoint du sujet, ce que ne fait pas le cathéter ordinaire. Cet avantage n'est pas de mince valeur, car le bulbe n'est pas toujours à la même distance de l'anus, qu'on prend habituellement pour point de repère. Cette distance varie selon les âges, et, au même âge, elle varie encore selon les sujets. Si donc on veut faire, à mon exemple, l'incision de la peau comme dans la taille latéralisée, où faut-il la commencer? On dit généralement de 12 à 30 millimètres au devant de l'anus : c'est bien vague. Avec mon instrument, point d'incertitude; on commence l'incision à droite de la partie la plus saillante de son talon, et on la prolonge plus ou moins loin vers le milieu de l'espace qui sépare l'anus de la tubérosité ischiatique gauche. On proportionnera l'étendue de cette incision au volume présumé de la pierre. Généralement, on pourra la faire moins longue que dans la taille latéralisée; néanmoins on aurait tort de la faire trop courte : un peu de longueur ne la rend ni plus douloureuse ni plus dangereuse, et on évite de grandes difficultés pour l'introduction et la manœuvre des instruments pendant l'opération; après, on est moins exposé aux infiltations uri-

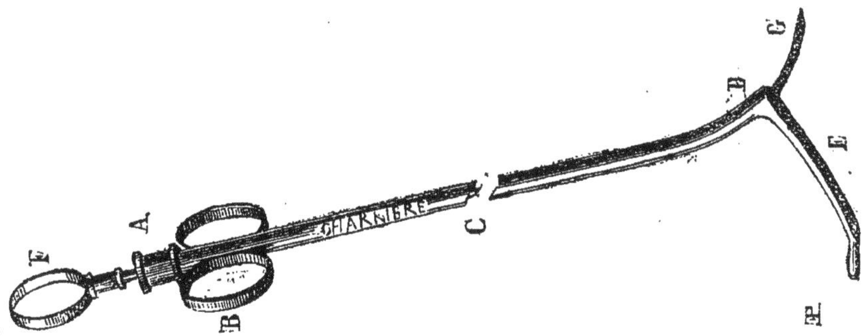

neuses. Lorsqu'on a mis le bulbe à découvert, on divise transversalement la pointe antérieure du sphincter anal qui s'y attache. Alors, avec le pouce gauche, on relève le renflement bulbaire en même temps qu'avec la main droite on place la tige du cathéter de manière que son talon soit postérieur à ce renflement, et, quand on est bien sûr qu'il en est ainsi, on commande à l'aide qui tient la tige de pousser lentement le dard F G pendant qu'on observe avec soin son point d'émergence au périnée, pour le rectifier au besoin. Cela fait, plus d'embarras : on ramène un peu la tige vers le ventre et vers la droite du patient, pour rendre la cannelure que porte la convexité du dard plus facile à trouver et à suivre; avec la main gauche, on imprime à la totalité de l'instrument un mouvement d'ascension, qui rapproche sa partie profonde ou cannelée D E de l'arcade pubienne, et on tend, par cela même, à éloigner la région membraneuse du rectum.

On prend alors un bistouri droit ou, mieux, un peu concave sur le dos,

près de son bec; on engage sa pointe dans la cannelure du dard G, qui la
dirige franchement dans celle du cathéter, laquelle la conduit avec non
moins de sûreté à l'entrée de la région prostatique. Là, on s'arrête et on
commandé à l'aide de faire rentrer le dard. On sait que du bulbe à la prostate il y a 7 ou 8 millimètres seulement, et que la région membraneuse,
sa paroi postérieure surtout, est peu vasculaire. On n'a donc ouvert que
quelques capillaires. Alors commence le deuxième temps, c'est-à-dire la
dilatation de la région profonde du canal.

Le dilatateur dont je me sers diffère peu, pour la forme et le volume, du
lithotome de frère Côme (fig. 3). Ses deux valves, presque plates dans toute

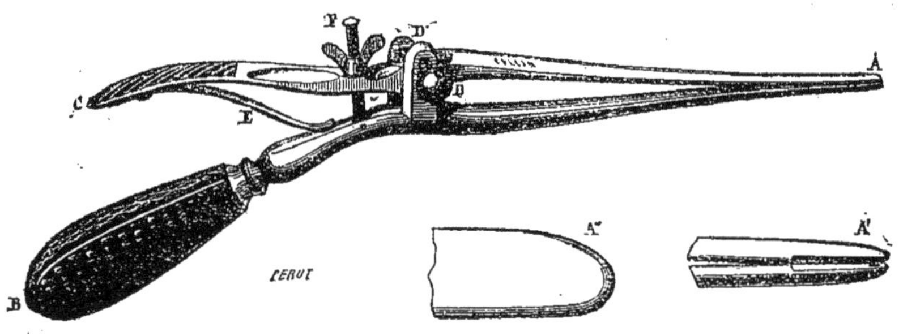

leur longueur, qui est de 13 centimètres, sont larges de 10 à 12 millimètres et
arrondies à leur extrémité A. Là elles se touchent par leur bord supérieur,
celui qui doit regarder la symphyse pubienne pendant l'introduction, tandis qu'elles ne se touchent pas près de l'extrémité du bord inférieur A′,
de manière à former par leur écartement une rainure dont on va voir l'utilité. Ses manches B et C s'éloignent, au moyen d'un ressort E, comme ceux
du lithotome, et on peut les maintenir rapprochés, c'est-à-dire tenir les
valves écartées par un mécanisme semblable à celui du spéculum bivalve F.
En plaçant l'axe qui unit les deux pièces en D, on peut obtenir un écartement de 3 centimètres; en le plaçant dans le trou plus élevé, il est facile
d'en obtenir un de 4 centimètres 1/2. On voit que cet instrument est
simple, solide, et qu'il serait impossible qu'il se cassât pendant l'opération,
comme cela était arrivé à un autre qui fut présenté à la Société de médecine de Paris. (Séance du 8 nov. 1873.)

Si l'on s'est assuré d'avance que la région de l'urèthre qui traverse la
prostate a été fortement élargie par une hypertrophie de cette glande, il
suffit, pour introduire ce dilatateur, de faire glisser le bord supérieur de
son extrémité dans la cannelure du cathéter; dans le cas, au contraire,

où l'on craindrait de ne pas rencontrer un passage suffisamment libre, on fait intervenir la curette à bouton (fig. 4).

Dans le premier cas, on prend le dilatateur de la main droite au niveau de son articulation, et on la tient de manière que sa valve mobile regarde la cuisse droite du patient et l'autre la gauche. Le medius croise celle-ci, le pouce presse sur la première, et l'index s'étend sur le bord supérieur de toutes deux. Avec l'extrémité de l'indicateur gauche, on reconnaît la cannelure du cathéter, et on y conduit sur l'ongle de ce doigt l'extrémité du dilatateur qu'on fait glisser jusqu'au cul-de-sac, pendant que la main gauche, saisissant l'extrémité externe du cathéter, l'élève vers la symphyse pubienne pour l'éloigner du rectum. Finalement, on joint à ce mouvement du cathéter une légère inclinaison vers les cuisses, on pousse simultanément les deux instruments, et, quand ils sont dans la vessie, on retire le cathéter.

Dans le second cas, c'est l'extrémité boutonnée de la curette (fig. 4) qu'on

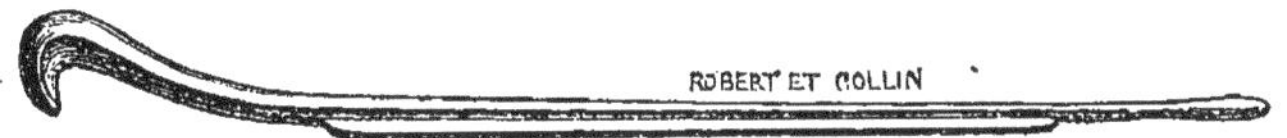

pousse d'abord dans la cannelure du cathéter jusqu'à la vessie, sa crête tournée en haut. Cela fait, et sans que le bouton abandonne le cul-de-sac de la cannelure, on abaisse la curette, et, de la sorte, on dilate la partie profonde de l'urèthre, après quoi on retire le cathéter de la main droite, et de la gauche on maintient la curette à bouton toujours en place. Enfin, on saisit le dilatateur comme il a été dit, on applique la rainure qu'offre le bord inférieur de son extrémité sur la crête de la tige de la curette, et on le fait glisser jusque dans la vessie. Ce n'est que quand il y est parvenu qu'on retire le conducteur.

Le dilatateur, se trouvant alors seul dans la plaie, on ramène la paume de la main droite sur son manche, tandis qu'avec l'index et le medius, passant au-dessous de la bascule C, on presse sur elle de manière à écarter les lames avec lenteur. On sent bien mieux ce qu'on fait avec la main qu'avec une vis; mais, comme elle ne tarderait pas à se fatiguer si on prolongeait trop longtemps son action, on serre au fur et à mesure l'écrou pour lui donner du repos. Si l'on voulait, en outre, dilater de haut en bas, on laisserait les valves se rapprocher en desserrant l'écrou, on tournerait l'une vers la symphyse et l'autre vers le rectum, et l'on dilaterait ensuite comme il vient d'être dit.

On procède, en troisième lieu, à l'introduction des tenettes avec ou sans l'introduction préalable du bouton conducteur, et on les manœuvre d'après les règles ordinaires.

Si l'on a bien calculé d'avance le volume de la pierre ainsi que la dilatabilité des parties profondes de l'urèthre et du col vésical; si l'on n'a pas appliqué la taille périnéale à des pierres qu'il eût mieux valu attaquer par l'hypogastre, on ne rencontrera presque jamais de difficultés sérieuses à extraire le corps étranger par des tractions lentes, modérées, faites en différents sens. Mais si l'on s'était trompé et que celui-ci ne pût sortir sans délabrements, c'est alors, mais alors seulement, qu'il faudrait faire la lithotritie périnéale. J'ai dit précédemment pourquoi, dès 1856, je préférais les fortes tenettes à tout autre moyen de morcellement (fig. 5). Cela prouve encore que le soi-disant créateur n'a rien créé.

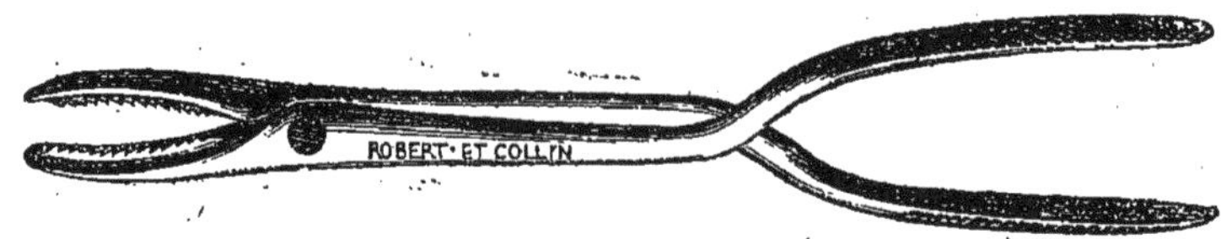

Il a appliqué et il applique d'une manière à peu près générale la lithotritie périnéale. Je ne juge pas s'il a tort ou raison de le faire. En tout cas, le maçon a-t-il le droit d'effacer le nom de l'architecte de l'édifice qu'ils ont élevé? Je n'ai fait la taille périnéale par ditalation que cinq fois seulement et toujours avec succès, puisque le seul malade que j'aie perdu n'a succombé que plusieurs semaines après l'opération, aux progrès croissants d'une néphrite ancienne; mais je n'ai jamais éprouvé la nécessité de morceler la pierre, et j'espère même n'avoir pas de sitôt occasion de le faire, grâces aux soins que je mets à bien reconnaître son volume avant d'opérer, et à me conformer rigoureusement, dans le choix des méthodes, aux règles que j'ai précédemment établies. (V. p. 5, et surtout mon ouvrage *Sur les sédiments, la gravelle et la pierre*, p. 426.)

Or, j'ai soutenu et je maintiens que la taille périnéale par dilatation n'est pas applicable aux enfants, chez lesquels, heureusement, les plexus du bassin sont encore rudimentaires; et que, chez l'adulte et le vieillard, on ne doit la faire que quand on s'est assuré qre la région prostatique a atteint une certaine ampleur, que le col de la vessie est dilatable, et que la pierre n'a pas un diamètre de plus de 3 centimètres. Au-dessus, il faut recourir à la taille hypogastrique quand la lithotritie n'est pas possible; car, je le répète, le volume seul de la pierre n'est presque jamais une contre-indication à l'emploi de cette dernière opération. J'en ai broyé avec succès d'aussi volumineuses qu'une bille de billard. (V. *Op. cit.*, p. 307.) Quant à la taille hypogastrique, je ne puis comprendre pourquoi, de nos jours, elle est tombée presque complétement en désuétude : elle donne une ouverture beaucoup plus large que n'importe quelle taille périnéale, et sans intéresser des vaisseaux volumineux. Le voisinage du péritoine paraît être l'épouvantail devant lequel on recule; mais, avec le procédé que j'ai préconisé, on n'a rien à craindre de semblable. (V. *Op. cit.*, p. 467.) N'avons-nous pas vu Souberbielle pratiquer cette taille jusqu'à la fin de sa longue carrière, et d'une manière exclusive, sans que personne ait pu battre en brèche ses résultats?

D'un autre côté, sans revenir sur les dangers de l'ouverture des plexus veineux dans les tailles périnéales ordinaires, n'a-t-on rien à craindre du côté des organes de la génération? Chose singulière! L'intégrité de ces organes, à laquelle chaque homme attache instinctivement tant de prix pour son compte personnel, je ne comprends pas que la plupart des chirurgiens s'en soucient à peine quand il s'agit de leurs opérés. A quoi, en effet, les canaux éjaculateurs ne sont-ils pas exposés dans les tailles médiane et prérectale, qu'on a tant prônées depuis quelques années? Un chirurgien vantait, il y a quelque temps, devant la Société médico-pratique, une sorte de taille recto-prostatique; que deviennent alors les conduits éjaculateurs, lui demandai-je? Oh! on les coupe très-probablement, me répondit-il avec indifférence. Seriez-vous satisfait, lui répliquai-je, que, dans votre enfance, on vous eût soumis à un tel procédé? Je viens, au moment où j'écris ces lignes, de voir la tante d'un jeune homme que Roux avait, avec mon concours, soumis dans son enfance à la taille latéralisée : A-t-il des enfants, ai-je demandé à cette dame? Non, me dit-elle; il passe même pour être impuissant... Je suis convaincu, d'après mon expérience, qu'on en trouverait beaucoup dans ce cas si l'on s'enquérait davantage de ce qui a lieu à cet égard chez ceux qui ont subi une taille périnéale.

Or, la lithotritie périnéale met-elle à l'abri de ce danger? Loin de là : on ne coupe pas, il est vrai, jusqu'aux organes séminaux; mais, outre qu'on convient que la dilatation déchire souvent la muqueuse de la paroi postérieure de la région prostatique, suppose-t-on que les instruments, que les manœuvres pour broyer la pierre dans cet étroit passage, et pour extraire ses fragments anguleux, respecteront beaucoup le verumontanum et les orifices éjaculateurs?

Cette question ainsi posée me semble résolue; aussi, ne saurais-je trop recommander aux jeunes chirurgiens jaloux de remplir consciencieusement leur mission, non pas de négliger la taille, qui sera toujours nécessaire dans certains cas, mais de s'occuper beaucoup plus de la lithotritie qu'on ne le fait depuis quelques années.

PRINCIPAUX TRAVAUX DE L'AUTEUR

qui se trouvent chez le même Libraire.

Recherches anatomiques, pathologiques et thérapeutiques sur les maladies des organes urinaires et génitaux, considérées spécialement chez les hommes âgés, ouvrage entièrement fondé sur de nouvelles observations (*mentionné honorablement par l'Académie des Sciences en 1842*), 1 vol. in-8°, prix.................................... 6 fr. »

Recherches anatomiques, pathologiques et thérapeutiques, sur les valvules du col de la vessie, cause très-fréquente et peu connue de rétention d'urine, et sur leurs rapports avec les rétrécissements de l'urèthre, les maladies des organes génitaux, les pertes séminales, l'inertie et le catarrhe de la vessie, les inflammations et les calculs de l'appareil urinaire, etc. (*Ouvrage que l'Académie des Sciences a couronné en 1850*); 1 vol. in-8°, prix............... .... 7 fr. »

Recherches sur le traitement des maladies des organes urinaires considérées spécialement chez les hommes âgés, sur celui des rétrécissements de l'urèthre, de la gravelle, de la pierre, etc.; *Ouvrage que l'Académie de Médecine a couronné en 1858* (PREMIER PRIX D'ARGENTEUIL), 1 vol. in-8° avec figures; prix.................... 7 fr. 50

Mémoire sur le cathétérisme de l'urèthre dans les cas difficiles; brochure in-8°, prix..................................... 1 fr. 25

Mémoire sur les sondes élastiques et particulièrement sur les sondes coudées et bi-coudées; brochure in-8°, prix....... 1 fr. 50

Nouvelles observations sur le cathétérisme et le traitement des rétrécissements réputés infranchissables de l'urèthre; brochure in-8°, prix..................................... 1 fr. 50

Mémoire sur la paralysie et sur l'inertie de la vessie; brochure in-8°, prix..................................... 1 fr. 50

Étude sur divers points d'anatomie et de pathologie des organes génito-urinaires, faite à propos de quelques ouvrages anglais, brochure in-8°, prix..................................... 2 fr. »

Mémoire sur la myocardite considérée comme cause de la rupture et de l'anévrysme partiel du cœur; brochure in-8°, prix.. 1 fr. 50

Explication de la maladie de Jean-Jacques Rousseau et de l'influence qu'elle a eue sur son caractère et sur ses écrits, brochure in-8°, prix..................................... 3 fr. »

Étude sur l'anatomie et la pathologie du rectum et de l'anus; brochure in-8°, prix .... 1 fr. 50

Traitement préservatif et curatif des sédiments, de la gravelle et de la pierre urinaires; 1 fort vol. in-18, prix.......... 7 fr. 50

SOUS PRESSE :

RECHERCHES SUR L'INFLAMMATION CHRONIQUE DE L'URÈTHRE,

Ses causes, ses effets et son traitement.
